FIÈVRE DE LA DENTITION

ET SES RAPPORTS

AVEC LA FIÈVRE INTERMITTENTE

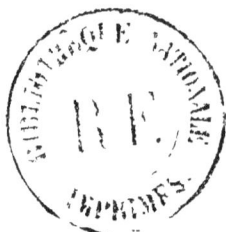

PAR

Joseph GAZET DU CHATELIER

DOCTEUR EN MÉDECINE

MONTPELLIER

IMPRIMERIE Gustave FIRMIN, MONTANE et SICARDI

Rue Ferdinand-Fabre et quai du Verdanson

1904

FIÈVRE DE LA DENTITION

ET SES RAPPORTS

AVEC LA FIÈVRE INTERMITTENTE

PAR

Joseph GAZET DU CHATELIER

DOCTEUR EN MÉDECINE

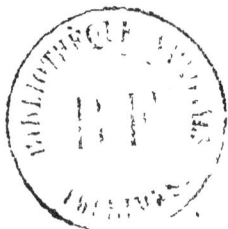

MONTPELLIER

IMPRIMERIE Gustave FIRMIN, MONTANE et SICARDI

Rue Ferdinand-Fabre et quai du Verdanson

1904

A LA MÉMOIRE DE MES PARENTS

A MA FIANCÉE ET A SA FAMILLE

A MA SOEUR

A MES AMIS

J. GAZET DU CHATELIER.

A MON PRÉSIDENT DE THÈSE

MONSIEUR LE DOCTEUR BAUMEL

PROFESSEUR A LA FACULTÉ DE MÉDECINE DE MONTPELLIER

J. GAZET DU CHATELIER

INTRODUCTION

L'étude de la fièvre de dentition n'est certes plus à faire et notre travail n'aurait guère de prétention à l'originalité s'il se bornait à une revue générale de cet état morbide. Mais nous avons voulu insister sur un côté particulier qui, pour ne pas être inconnu, n'a peut-être pas dans les livres classiques toute la place qu'il mériterait : ce sont les rapports qui peuvent s'établir entre la fièvre de dentition et le paludisme. Des faits cliniques récents, que nous avons eu l'occasion d'observer dans le service de M. le professeur Baumel, nous ont, en effet, convaincu de l'importance qu'il y avait à faire la part de la dentition dans certains cas de paludisme. Au reste, n'est-il pas utile d'insister encore sur les accidents que produit la dentition ? Beaucoup de médecins, en effet, oublient trop volontiers le rôle de l'évolution dentaire dans l'histoire clinique des enfants. Il est même bien porté dans certaines écoles de dénier à la dentition toute influence en pathologie infantile, et l'on en arrive à ce résultat que beaucoup de praticiens, au moins ceux qui n'ont pas fait des maladies de l'enfance une étude spéciale, ignorent ou dédaignent un fait clinique sur lequel insistaient justement les anciens auteurs et que connaissent parfaitement toutes les mères de famille. L'importance de l'évolution dentaire, les altérations qu'elle peut provoquer, l'influence aggravante qu'elle peut avoir sur d'autres maladies paraîtront hors de doute à qui voudra se donner la peine d'examiner de près les observations sur lesquelles s'appuie M. le professeur Baumel. Les travaux qu'il a publiés ou inspirés sont déjà nombreux, mais les faits cliniques se multiplient tous les jours, rendant plus évidente la vérité que notre maître s'attache à faire triompher.

C'est pour apporter une faible contribution à la démonstration de ces faits que nous avons commencé ce travail.

Nous rappellerons d'abord les grands traits de l'évolution dentaire afin de souligner en passant les particularités qui pourront nous aider à comprendre certains phénomènes pathologiques étudiés dans le cours de notre thèse. Puis nous verrons dans quelles conditions se produit la fièvre de dentition et quels sont les rapports étiologiques qu'elle peut affecter avec le paludisme.

Dans un troisième chapitre, nous étudierons l'aspect clinique de la fièvre de dentition et l'influence qu'elle peut avoir sur la symptomatologie du paludisme.

Ensuite nous envisagerons l'aspect de ces deux maladies. La pathogénie, le diagnostic et le traitement de la fièvre de dentition, combinée ou non au paludisme, feront l'objet de trois autres chapitres sur lesquels nous nous étendrons un peu plus.

Parvenu au terme de nos études, nous quitterons à regret l'accueillante cité où nous les avons terminées. Ce qui nous a particulièrement frappé ici, aussi bien à la Faculté qu'au dehors, c'est la grande bienveillance, l'affabilité si courtoise de toutes les personnes avec lesquelles nous nous sommes trouvé en rapport. La caractéristique de la Faculté de Médecine, si excellente à tous égards, et qui compte tant de professeurs célèbres à juste titre, c'est précisément la paternelle sollicitude de ses maîtres vis-à-vis de tous les étudiants. Jamais plus qu'ici nous n'avions eu, dans les hôpitaux que nous avons fréquentés, l'impression d'une grande famille, où l'enseignement est rendu si agréable par la cordiale entente, nous dirions presque, si nous osions, la familiarité qui règne entre les maîtres et les élèves.

Qu'il nous soit permis d'exprimer toute la reconnaissance que nous ressentons pour les professeurs dont nous avons le plus goûté l'excellent enseignement, en particulier M. le professeur Baumel, qui a bien voulu nous faire l'honneur d'accepter la présidence de cette thèse, et qui nous a toujours témoigné tant de bonté dans le cours de nos études, ainsi que M. le professeur agrégé Rauzier.

Enfin nous n'aurons pas l'ingratitude de laisser dans l'ombre l'excellente Faculté de Médecine où nous avons fait la majeure partie de nos études, et nous adressons à MM. les professeurs qui les ont dirigées, à Paris, l'expression de notre respectueuse reconnaissance.

FIÈVRE DE LA DENTITION

ET SES RAPPORTS

AVEC LA FIÈVRE INTERMITTENTE

CHAPITRE PREMIER

DE L'ÉVOLUTION DENTAIRE

Nous n'avons pas l'intention d'insister ici sur toutes les phases de l'évolution dentaire. Nous nous bornerons à en rappeler les grands traits, afin d'indiquer chemin faisant les particularités qui pourront nous aider à comprendre plus tard la production de phénomènes généraux ou l'influence que peut avoir l'évolution dentaire sur l'apparition ou l'aggravation de certaines maladies infectieuses telles que le paludisme.

Il est d'abord certains faits anatomiques sur lesquels insiste fortement M. le professeur Baumel et qui pourront nous expliquer quelques phénomènes d'ordre réflexe. C'est qu'à la sortie toute dent, à quelque groupe qu'elle appartienne, présente trois phases :

1° L'*évolution intra-maxillaire* pendant laquelle la dent déjà formée dans ses parties essentielles est encore emprisonnée dans l'alvéole, mais commence à faire saillir la muqueuse gingivale qu'elle usera peu à peu jusqu'à la détruire complètement aux points de contact. On conçoit que ce travail ne va pas sans une certaine inflammation du tissu osseux et de la gencive et sans une irritation des terminaisons nerveuses qui vont se perdre dans les racines : l'os, le périoste et la gencive.

Si l'on veut bien se rappeler que c'est des nerfs dentaires antérieur et postérieur pour la mâchoire supérieure, du nerf dentaire inférieur pour la mâchoire inférieure que viennent ces différents filets, l'on comprendra à quel point le nerf trijumeau, qui fournit ces différentes branches, pourra être irrité au moment de l'évolution intramaxillaire. On prévoit déjà que cette évolution sera l'occasion de douleurs et de phénomènes réflexes que nous étudierons plus tard.

2° *L'éruption proprement dite,* qui consiste dans la destruction de la muqueuse gingivale et l'apparition de la dent ; cette phase est courte et fait place à la suivante.

3° *L'évolution extra maxillaire :* la dent bien visible croît peu à peu, refoule la muqueuse qui semble descendre le long de la couronne pour contracter des adhérences avec le collet.

Ces deux dernières périodes, pour être d'ordinaire moins laborieuses que la phase d'évolution intra-maxillaire, n'en provoquent pas moins dans certains cas des douleurs et des phénomènes réflexes assez marqués.

Dans quel ordre maintenant se fait l'apparition des dents ? En deux grandes périodes qui ont été appelées : première dentition ou dentition caduque ou temporaire, et seconde dentition, ou dentition définitive ou permanente.

La *première dentition* comprend l'éruption des 20 dents de lait qui apparaissent normalement entre 6 mois et 2 ans pour céder la place aux dents permanentes vers l'âge de 7 ans... Elles sortent par groupe, ainsi que l'indique Trousseau (Cliniq. médicale de l'Hôtel-Dieu de Paris), et voici d'ordinaire dans quel groupe elles se suivent : 2 incisives médianes inférieures, 4 incisives supérieures, 2 incisives latérales inférieures, 4 premières molaires, 4 canines, 4 dernières molaires.

Peu nous importent les dérogations, quelquefois considérables, que l'on peut voir à cette règle, de même que les faits d'éruptions très précoces, très tardives ou absentes, qui tiennent un peu de la légende et dont plusieurs sont sujets à caution.

La durée d'évolution des différents groupes varie avec chacun d'eux : quelques jours pour les incisives médianes inférieures, quelques mois pour les dernières molaires de même que pour les canines. De même, les temps d'arrêt qui séparent l'évolution des différents groupes varieront entre 1 et 5 mois.

La 2ᵉ *dentition* comprend l'apparition des dents de remplacement et des grosses molaires, ainsi que des dents de sagesse. Ce sont d'abord les premières grosses molaires qui apparaissent vers l'âge de 6 à 7 ans, puis les dents de remplacement arrivent dans l'ordre où étaient venues les dents de lait qu'elles remplacent, puis les 2ᵉ grosses molaires ou dents de 12 ans, bien qu'elles n'apparaissent d'ordinaire que vers 13 ou 14 ans, ainsi que l'a fait remarquer depuis longtemps M. le professeur Baumel ; enfin, les dents de sagesse sortent beaucoup plus tard, entre 16 et 44 ans, vers l'âge de 25 ans en moyenne.

Chacune de ces deux dentitions peut s'accompagner d'accidents que nous n'avons pas à passer en revue ; nous indiquerons seulement les différences générales qui existent entre les troubles de la première dentition et ceux de la deuxième. Et d'abord les dents de lait sont plus aiguës, de dimensions plus petites que les dents de remplacement, et cela nous expliquera la soudaineté de quelques-unes des manifestations locales ou générales qui accompagnent leur apparition. La percée se fait souvent très vite, d'où l'allure aiguë des stomatites, des poussées fébriles, des convulsions, des bronchites, des dermatoses, des entérites de dentition. Il en est de même au cours des maladies aiguës concomitantes, et telle courbe de broncho-pneumonie ou de paludisme présentera brusquement une ascension, un clocher, qui ne se reproduira pas le lendemain et qu'il faudra mettre sur le compte d'une évolution dentaire. Les dents permanentes, au contraire, à surface plus étendue, à extrémité plus mousse mettront un temps plus long pour prendre leur position définitive; les manifestations pathologiques pourront en conséquence être plus prolongées, mais auront une moindre intensité. Il en est ainsi des adénites, des caries dentaires, des eczémas, de la chorée, qui sont des accidents communs pendant la seconde dentition.

Une autre circonstance anatomique entre aussi en ligne de compte pour accentuer encore cette différence. Les dents de lait, les premières en date, rencontrent des différences assez grandes et doivent se frayer une voie à travers la gencive encore intacte. Ce travail de résorption ou plutôt de destruction gingivale ne va pas dans beaucoup de cas sans provoquer des phénomènes inflammatoires et douloureux qui témoignent de la résistance des tissus. Faudra-t-il s'étonner si les accidents de la première dentition sont plus intenses et quelquefois plus dramatiques que ceux de la deuxième dentition? Pour les dents permanentes, en effet, la poussée se fait beaucoup plus lentement et, pour 20 d'entre elles tout au moins, la voie est déjà tracée et la résistance bien moindre.

Enfin, n'oublions pas que l'âge a, dans l'espèce, une énorme importance et que les mêmes causes produiront des effets très différents chez le nourrisson, qui est encore peu en état de lutter contre les influences morbides quelles qu'elles soient, et chez l'enfant déjà grand qui offre plus de résistance. De plus, le système nerveux jusqu'à l'âge de deux mois n'a pas encore pris son équilibre, et l'extrême impressionnabilité qu'il présente le laisse toujours en imminence de réagir par des convulsions, de la fièvre, etc., aux influences les plus légères; dans la seconde enfance, au contraire, l'appareil nerveux a déjà pris son rôle de régulateur et s'oppose en quelque sorte à des manifestations aussi bruyantes.

CHAPITRE II

ETIOLOGIE

Y a-t-il une fièvre de dentition? Dans quelles conditions se produit-elle? Peut-elle avoir des rapports étiologiques avec la fièvre de nature paludéenne? Telles sont les questions que nous avons à envisager dans ce chapitre.

Il semblerait oiseux de s'attarder à démontrer qu'il existe une fièvre de dentition, si quelques auteurs des plus récents n'avaient essayé de nier l'influence de l'évolution dentaire sur la production de la manifestation générale, telle que la fièvre, l'entérite, ete.

Nous nous bornerons à rappeler les discussions de 1892 à l'Académie de médecine, où Magitot ne propose rien moins que de rayer définitivement du cadre de la nosographie, la classe des maladies de dentition. Cette opinion ne fut pas admise par tous, bien loin de là ; mais il peut paraître étrange, en tous cas, de voir des médecins, ainsi que le fit remarquer Pamard, d'Avignon, nier une influence que connaissent bien toutes les mères de famille. Au reste, c'est là un fait qu'oublient souvent les médecins qui n'ont pas fait de la pédiàtrie une étude spéciale, et il n'est pas rare, quand un enfant fait de la fièvre ou a des convulsions, que ce soit la mère qui rappelle au médecin que le petit malade est en train de faire ses dents ; et ce renseignement vient aussitôt fixer un diagnostic hésitant.

Les anciens médecins qui, privés des ressources modernes du laboratoire, étaient plus observateurs et plus habitués à analyser et à interpréter les signes cliniques qu'ils rencontraient, connaissaient bien les accidents de la dentition et leur attribuaient une place importante dans la séméiologie infantile. Sans remonter jusqu'aux époques reculées de l'histoire de la médecine, Guersant, au dernier siècle, exprimait l'opinion courante quand il écrivait que « la dentition n'est pas plus une maladie que la puberté, mais néanmoins cette époque très remarquable de l'ossification est souvent critique pour l'enfant, comme le sont, dans un âge plus avancé, les époques de la menstruation, de l'accouchement, de la cessation des règles ». (Dictionnaire de médecine, art. Dentition, 1835.)

De même Nest pense « que le temps de la dentition est en réalité pour l'enfant une occasion particulière de danger, bien qu'on ne comprenne pas toujours très bien pourquoi il en est ainsi. C'est l'époque d'un développement rapide de l'organisme, de la transition d'une manière d'être à une autre, sous le rapport de toutes les importantes fonctions dont l'accomplissement régulier préside à la nutrition et au développement du corps. Les statistiques portant sur les nombres les plus considérables, démontrent les dangers de cette période et montrent qu'il y a lieu de se féliciter quand on voit le travail de la dentition terminé. »

Trousseau, dans ses cliniques médicales, insiste avec force sur la nécessité qu'il y a de ne sevrer les enfants que lorsqu'ils auront passé l'époque où les accidents graves de la dentition surviennent ordinairement. Ce

grand clinicien ne songe pas un instant à mettre en doute
l'importance des manifestations pathologiques qui peuvent survenir à cette période.

Qu'avons-nous besoin d'ailleurs de nous appuyer sur
des auteurs dont l'autorité suffirait sans doute à nous
faire une opinion, mais que nous sommes tout de même
obligé de croire un peu sur parole ? N'avons-nous pas eu
l'occasion d'examiner dans le service de M. le professeur
Baumel, des tracés thermiques suffisamment éloquents et
qui entraînent immédiatement la conviction ? Un certain
nombre de ces courbes sont publiées dans la thèse du
docteur Bottone. Elles concernent des enfants qui, sans
raison actuelle autre que l'évolution dentaire, présentaient
tout à coup des élévations thermiques de 39°-40° avec le
cortège habituel de la fièvre, céphalalgie, troubles intestinaux, etc., et guérissaient dès que la phase aiguë de la
poussée dentaire était terminée. Nous reviendrons sur
ce cas, mais nous croyons en avoir assez dit pour montrer comment s'est formée dans notre esprit cette conviction qu'il existe des accidents de dentition et, en particulier, une fièvre de dentition. Il est donc bien naturel que
Peter, Pamard, Charpentier. et surtout notre maître M. le
professeur Baumel aient protesté au nom de l'observation
clinique, contre les théories qui voulaient méconnaître le
rôle de l'évolution dentaire dans la pathologie de l'enfance. Ce n'est pas qu'il faille rendre la dentition responsable de tous les méfaits ; ce n'est pas non plus qu'il faille
l'envisager comme une maladie en elle-même ; cependant
il est peu d'enfants qui, à des degrés divers, n'en res-
sentent péniblement les effets et l'on peut dire avec Blachez que « c'est la première époque critique de la vie ».
(Article « Dentition », in *Dictionnaire encyclopédique des
Sciences médicales.*)

Dans quelles conditions se produit la fièvre de dentition ? ou tout au moins quelles sont les circonstances qui
pourront favoriser son apparition ? Et, d'abord, nous l'a-
vons indiqué dans le chapitre précédent, les dents de lait,
plus que les dents permanentes, seront l'origine, au moment de leur poussée, d'accidents aigus tels que la fièvre;
la rapidité de leur évolution, qui contrarie la résistance
de la muqueuse, la faiblesse de l'enfant à cet âge, la sensibilité réactionnelle du sujet nerveux, sont autant de raisons qui suffisent bien à expliquer ce fait, et sur lesquelles
nous avons assez insisté.

Mais certaines dents, plus que d'autres, paraissent plus
particulièrement aptes à provoquer des accidents au
moment de leur apparition. C'est ainsi que l'on redoute
davantage, même dans le public non médical, la sortie des
canines, peut-être parce que leur racine est plus longue
que celle des autres dents, peut être aussi parce qu'elles
sont enclavées entre les incisives et les premières petites
molaires qui ont déjà poussé avant elles ; de même la
période des premières grosses molaires est souvent à l'o-
rigine des accidents généraux de la dentition, ainsi qu'on
peut le voir d'après les observations III et IV de la thèse
de Bottone. Les enfants mal nourris, faibles, seront plus
que les autres exposés à souffrir de la dentition, et M. Gi-
bert, du Havre, a pu constater que sur 500 enfants nourris au sein, 2 seulement ont présenté des accidents de
dentition, tandis que sur 1,000 enfants élevés au biberon,
58 présentèrent des stomatites simples, 113 des stomatites ulcéro-membraneuses et 28 des convulsions. (Académie de médecine, 16 août 1892.)

Bien plus sensible sera encore l'influence des affections
de tout ordre qui pourront apparaître au moment où se
fait l'évolution d'un groupe dentaire. Les accidents de la

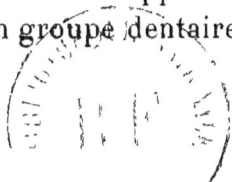

dentition seront favorisés par la maladie concomitante et il se fera entre les deux ordres de phénomènes morbides un échange de mauvais procédés qui auront pour résultat d'aggraver l'état du malade. On comprend aussi combien il sera malaisé, à l'examen clinique, de faire la part de chacun des éléments morbides. La feuille de température qui traduit d'une façon générale les différentes phases de la maladie, présentera des irrégularités, des modifications qu'il sera quelquefois très difficile d'interpréter, mais qui, dans d'autres circonstances, offriront de grandes difficultés d'analyse.

Mais c'est surtout dans le cas où la dentition se fera chez un enfant paludéen ou que l'on a des raisons de soupçonner atteint de malaria, que se multiplieront ces difficultés.

Est-il fréquent d'observer la coexistence de la malaria et de la fièvre de la dentition ? Nous ne pourrons pas apporter ici de statistiques, l'attention des auteurs n'a pas été, semble-t-il, suffisamment attirée de ce côté. Cependant, si nous nous en rapportons aux faits qu'a bien voulu nous communiquer M. le professeur Baumel, les cas où la fièvre de dentition vient modifier un tracé de fièvre intermittente paludéenne sont loin d'être rares, surtout quand la malaria se montre, au moment où font leur apparition, des dents dont l'évolution est particulièrement difficile, telles que les canines ou les premières grosses molaires; les tracés thermiques correspondant aux observations III et V de la thèse de Mlle Maïzel sont très concluantes à cet égard. Mais il est un point que nous voudrions plus particulièrement mettre en relief: c'est le rôle de cause occasionnelle qui peut être attribué à l'évolution dentaire chez les enfants en puissance de paludisme.

Notre observation première nous paraît très instructive à cet égard.

OBSERVATION PREMIÈRE

Salle Lalande n° 9. Fabre (Berthe), âgée de 6 ans.

Antécédents héréditaires — Le père est mort d'accident il y a environ 6 mois ; il avait eu les fièvres intermittentes à plusieurs reprises ; la première atteinte remontait à 12 ou 13 ans ; la mère est bien portante quoique assez maigre.

L'enfant, ordinairement bien portante, serait allée en Camargue en août et septembre dernier pour les vendanges. Elle n'a eu aucun accident ni à cette époque, ni pendant les mois qui suivirent.

Quand on l'amène à l'hôpital, le 20 mai, elle est souffrante depuis une huitaine de jours ; elle se plaint de la tête et du ventre, elle a un peu de diarrhée, elle tousse légèrement ; de plus, la mère a cru remarquer que la fièvre bien intense la prenait un jour non l'autre. Le 20 mai, elle est à 38°4 à 10 heures du matin et à 39°7 le soir ; elle n'a pas frissonné, n'a pas éprouvé, non plus que les jours antérieurs les grands symptômes de l'accès paludéen : froid et tremblement initial, puis chaleur et sueurs avec continuation de l'ascension thermique, puis chute à la normale.

Cependant le lendemain matin la chute thermique se manifeste complètement, ce jour-là est très bon, l'enfant se sent bien et ne se plaint pas ; elle a plusieurs selles, dont l'une contient une grande quantité de vers intestinaux de petite taille, probablement des oxyures.

D'autre part, l'examen des organes ne révèle rien de particulier. Le thorax est normal ; la langue est un peu sale, le ventre mou, douloureux ; la rate ne paraît pas augmentée de volume.

Le 22, la malade fait un accès typique, elle passe de 36° le matin à 40°3 le soir.

Le lendemain rien, mais le 24 la température monte dès le matin et atteint 39°5 à 9 heures : la courbe affecte ainsi l'allure typique d'une fièvre intermittente tierce.

On administre alors 0 gr. 80 de quinine pendant trois jours consécutifs.

Les accès ne se sont pas reproduits et l'état de la malade s'est remonté rapidement, bien qu'elle ait encore à deux reprises évacué quelques vers dans les selles.

Le 1er juin, la dent de 6 à 7 ans existait partout et évoluait par conséquent depuis plusieurs semaines ; l'incisive médiane intérieure gauche est tombée le 24 mai. Aujourd'hui, une prise de quinine.

Voilà, en effet, une enfant qui a passé deux mois en Camargue sans présenter d'accidents paludéens. Depuis son retour, huit mois se sont écoulés sans manifestation malarienne d'aucune sorte. C'est que chez cette fillette de cinq ans, l'évolution dentaire est en phase silencieuse, mais un jour, brusquement et sans cause apparente, elle est prise de fièvre intermittente à type tierce ; c'est que la dentition entre dans une phase d'activité ; les premières grosses molaires se montrent en effet. De même, chez la petite malade de l'observation V de la thèse de Mlle Maïzel, après la guérison d'une broncho-pneumonie, la chute définitive de la température ne se fait pas ; des poussées fébriles se font et semblent affecter une certaine périodi-

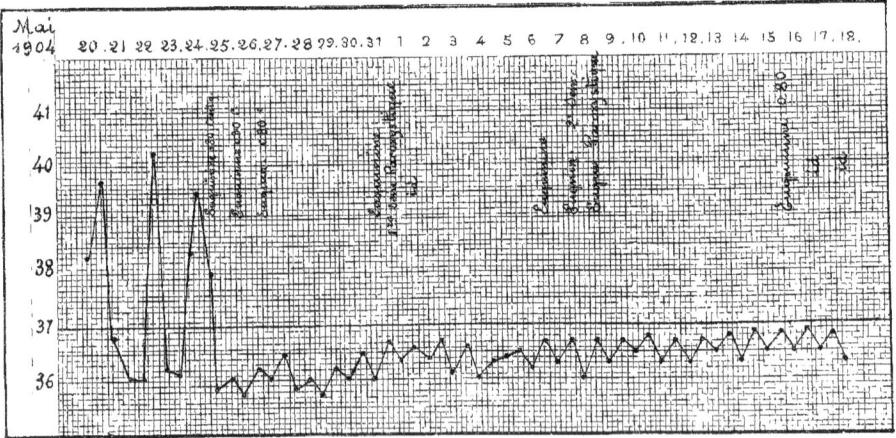

cité, bien qu'elles n'affectent jamais franchement le type intermittent. Ce n'est plus la broncho pneumonie, puisque les signes d'auscultation ont disparu ; ce n'est pas du paludisme franc, puisque, à aucun moment, on n'observe d'accès véritable, mais ce sont probablement des manifestations paludéennes provoquées et altérées par une poussée dentaire concomitante. Tout aussi intéressante est l'histoire de ce jeune malade de 10 ans qui venait de vendanger en Camargue, dont l'observation est rapportée dans la thèse de Mlle Maïzel (observation III). La courbe que M. le professeur Baumel a publiée dans son récent *Précis des maladies des enfants*, page 113, montre nettement que des accès intermittents accompagnent l'évolution des premières grosses molaires ou la chute d'une petite molaire.

Ces exemples nous paraissent suffisants pour montrer l'intérêt qu'il y aura à s'enquérir de l'état de la dentition, lorsqu'on se trouvera en présence d'une fièvre intermittente chez l'enfant.

L'on pourra prévoir dès maintenant combien l'interprétation des symptômes et notamment de la fièvre, sera laborieuse, si l'on veut bien se rappeler, d'une part, que la fièvre de dentition affecte souvent une allure intermittente et que, d'autre part, la fièvre paludéenne ne revêt pas toujours chez l'enfant la même forme ; elle est même assez souvent algide, au moins chez le nourrisson, ainsi que l'a bien observé M. le professeur Baumel.

Mais nous reviendrons sur ce point à propos du diagnostic et de la symptomatologie que nous allons envisager maintenant.

CHAPITRE III

SYMPTOMES

La fièvre de dentition et la fièvre paludéenne peuvent de différentes façons réagir l'une sur l'autre. Pour bien comprendre comment elles pourront mutuellement modifier leur tracé, il nous paraît utile d'examiner d'abord les principaux aspects que peut revêtir la fièvre dentaire, et de voir ensuite comment se présente d'ordinaire le paludisme chez l'enfant.

Il nous sera plus facile, après cela, de saisir comment chacun de ces états morbides peut retentir sur l'autre.

La fièvre de dentition peut, au point de vue du tracé thermique, présenter plusieurs types que nous étudierons plus loin. Mais, quelle que soit la configuration de sa courbe, elle s'accompagne de phénomènes généraux intéressants et dont nous dirons quelques mots tout d'abord.

On peut observer tous les degrés, tous les intermédiaires entre l'état de l'enfant robuste, bien nourri, qui fait ses dents sans s'en apercevoir, et la situation du malade chez qui les phénomènes généraux revêtent quelquefois très vite la plus haute gravité.

Dans les cas légers, ce sont simplement des alternatives de rougeur et de pâleur de la face avec augmentation de la secrétion salivaire. Les gencives sont un peu tuméfiées, paraissant être le siège d'une sensation qui tient de la douleur et de la démangeaison. L'enfant est un peu plus inquiet que d'habitude et a tendance à mordiller les objets qui lui tombent sous la main. Si l'on prend la température, elle est à peine au-dessus de la normale.

A un degré un peu plus marqué, les symptômes deviennent plus pénibles, c'est au niveau de la gencive une douleur vraie que réveille le moindre contact, qui rend l'enfant très irritable, amène l'insomnie ou le réveille en sursaut ; la fièvre est plus marquée ; tout cela dure quelques jours, jusqu'au moment où l'éruption de la dent est complète.

Enfin les manifestations précédentes peuvent être plus graves encore, la gencive turgescente devient quelquefois violacée, luisante, la langue est sèche, la soif est vive, mais l'extrême sensibilité de la muqueuse gingivale rend quelquefois l'alimentation très difficile et l'on voit des enfants qui, après avoir essayé de prendre le sein, se rejettent vivement en arrière en pleurant. La fièvre atteint et dépasse 40 degrés ; elle est surtout marquée le soir, mais peut présenter dans la journée des variations très brusques et très étendues.

Des changements de coloration de la face accompagnent ces modifications thermiques ; l'une ou l'autre joue peut présenter alternativement la pâleur la plus marquée et la congestion la plus vive. Ces troubles vaso-moteurs peuvent d'ailleurs se rencontrer en tous les points du corps et surtout à la paume des mains. Le pouls est rapide ; le petit malade devient irascible et grognon ; il crie et pleure pour rien, dort peu et se réveille en sursaut.

Les vomissements et la diarrhée ne sont pas rares et il

n'en faut pas tant pour que le teint perde son éclat et que l'amaigrissement s'accentue très vite.

Mais on observe souvent un apaisement, une rémission trompeuse, ainsi qu'il est fréquent de l'observer dans les maladies graves de l'enfance ; l'orage se calme pour reparaître au bout de peu de jours, jusqu'au jour où l'éruption de la dent se fait enfin, apportant ainsi une explication irréfutable des phénomènes observés et une guérison presque immédiate.

Tel est, si nous pouvons ainsi parler, l'aspect extérieur du petit malade en proie à la fièvre de dentition. Voyons maintenant quelle est la marche de cette fièvre elle-même. Les anciens auteurs avaient été surtout frappés par les différences d'aspect qu'elle peut présenter, et Rilliet et Barthez (*Traité des maladies des enfants*) affirmaient que « l'irrégularité est son caractère dominant ».

C'est qu'en effet la courbe de la fièvre de dentition est loin d'être toujours semblable à elle. Cependant si l'on examine un nombre de courbes assez grand, il semble que l'on peut les classer en un petit nombre de types.

C'est ainsi que M. le professeur Baumel a décrit trois types que nous allons passer en revue. C'est d'abord la *fièvre forte* et *éphémère* à laquelle M. le professeur Baumel a donné l'appellation pittoresque et imagée de *fièvre en paratonnerre.*

C'est en effet une ascension thermique qui tout à coup s'élance pour atteindre 40°, 40°5 et plus et retombe avec non moins de brusquerie à l'apyrexie complète.

En même temps, s'observent les phénomènes généraux que nous avons précédemment décrits, mais tout ne tarde pas à rentrer dans l'ordre. Ces manifestations fébriles sont fréquentes surtout pendant la première dentition et M. le professeur Baumel a fait remarquer qu'elles sont en rapport dans la majorité des cas avec l'éruption d'une canine ou d'une incisive.

En effet, ces dents ont, en raison de leur forme, une évolution rapide et provoquent des accidents très aigus, mais très passagers. Nous trouvons dans la thèse du docteur Bottone deux observations qui nous paraissent trop démonstratives pour que nous ne les rapportions pas ici.

Au reste, l'étude de ces deux cas cliniques comporte un autre enseignement : elle montre l'influence prédisposante que possède toute cause de débilitation, sur l'apparition de la fièvre de dentition. L'un des deux petits malades, en effet, était convalescent de broncho-pneumonie, l'autre présentait des signes de bacillose.

Observation Première

(*In* Thèse du Dr Bottone)

Fièvre de dentition — type paratonnerre — survenue pendant la convalescence d'une broncho-pneumonie.

Gaston S..., 15 mois. Pas d'antécédents héréditaires connus, pas d'antécédents personnels. Il était malade depuis quatre jours environ. Au moment de son entrée à la clinique, on note une température de 39°, langue sèche, face grippée, la respiration gênée, tousse à peu près constamment, pouls 140.

L'examen thoracique révèle à la percussion une matité très marquée en arrière, aux bases, des deux côtés ; en ce point, on entend, à l'auscultation, de nombreux râles humides très nets et de la sibilance en avant et en arrière. Léger souffle aux deux temps de la respiration,

Soumis au traitement, l'enfant guérit en quelques jours, n'a plus de fièvre, toux presque complètement disparue.

Dix jours après, le malade accuse de nouveau de la température : tout d'un coup le thermomètre monte à 40°5, l'état s'aggrave, l'enfant délire. Cependant rien, dans les moyens d'investigation ordinaires, ne fait prévoir une nouvelle recrudescence.

A l'inspection de la bouche, on trouve de la tuméfaction des gencives, la première incisive inférieure gauche apparaît.

Le lendemain, 36°5. Tout revient à l'état normal ; le thermomètre, mis sous l'aisselle pendant quelques jours, n'a plus accusé de température.

Que conclure de cette observation sinon que la broncho-pneumonie n'est pour rien dans cette nouvelle poussée de la fièvre et que l'évolution dentaire seule peut être incriminée ?

OBSERVATION III

(*In* Thèse du Dr Bottone)

Fièvre de dentition — type paratonnerre avec hypothermie et type continente.

Marie G..., 12 ans et demi. Entrée, il y a six ans, dans le service, elle s'y trouve encore actuellement, présentant des signes de bacillose. Au sommet droit submatité avec quelques craquements ; expiration exagérée, légèrement sifflante. Malgré ces lésions, l'examen bactériologique des crachats, fait à deux reprises, n'a rien révélé.

L'état général est assez bon. Dernièrement, dans la soirée, elle s'est plaint de lassitude et de céphalalgie ; on met le thermomètre qui n'accuse que 37°4.

Le lendemain matin, la température est de 40°4. Nuit calme, pas de délire. L'examen de tous ses organes ne révèle rien de nouveau ; l'on songe à l'évolution dentaire et l'on constate, en effet, l'éruption d'une canine inférieure droite avec du gonflement de la gencive. Le soir, hypothermie (35°2). Pendant six jours, plus de température, mais le septième, dans l'après-midi, le thermomètre atteint 38°5 ; cette température s'est maintenue deux jours, et le troisième, apyrexie (36°5). A ce moment-là, on remarque l'éruption de la deuxième grosse molaire inférieure gauche.

Depuis, la jeune fillette n'a plus eu de fièvre et elle est revenue à sa gaieté primitive.

Dans d'autres cas, la fièvre de dentition offre une allure continue ou rémittente. C'est même là le cas le plus fréquent ; on en voit un exemple dans la seconde partie de la courbe correspondant à l'observation III que nous venons de rapporter ; nous pourrions en citer bien d'autres ; nous nous bornerons aux deux suivantes qui sont aussi empruntées au service de M. le professeur Baumel et publiées dans la thèse du docteur Bottone; il semble que cette modalité de la courbe soit plus particulièrement liée à l'évolusion des molaires.

OBSERVATION IV

(*In* Thèse du docteur Bottone)

Fièvre de dentition. — Type rémittent

Georges G..., 4 ans.

Antécédents personnels et héréditaires.— Rien à signaler, l'enfant s'est toujours bien porté.

Notre malade est entré à la clinique pour diarrhée très abondante, il se plaint de douleurs abdominales, a eu quelques vomissements, l'enfant tousse. On prend la température qui atteint le soir de son entrée 39·3. Rien à l'auscultation.

Le lendemain, à la visite, nous apprenons que la nuit a été très agitée ; quelques convulsions, l'enfant porte instinctivement ses mains et les objets qu'il a à sa disposition à la bouche ; il a de la salivation·; température du matin, 38·2.

On examine sa cavité buccale et on trouve les gencives tuméfiées ; l'on voit la première grosse molaire supérieure droite qui apparaît. L'évolution dentaire est évidente.

Cet état dure trois jours avec les mêmes symptômes et une température rémittente.

Le quatrième jour, 36·4. Notre malade est très calme, la diarrhée n'existe plus, l'enfant demande à manger ; il revient à sa gaieté primitive.

Disons que pendant l'évolution de cet état fébrile on a constaté des troubles vaso moteurs du côté de la face.

Rien dans cet état ne nous donne l'explication de la fièvre si ce n'est l'évolution dentaire, qui seule doit être mise en cause.

OBSERVATION V

(*In* Thèse du docteur Bottone)

Fièvre de dentition. — Type rémittent

Jules C...., 7 ans.

S'était bien porté jusqu'à ce jour, quand brusquement il se sent fatigué, se plaint de la tête : peau sèche, chaude, visage très congestionné ; l'enfant tousse, mais l'auscul-

tation ne révèle rien d'anormal ; la température s'élève
à 38·8.

On examine la bouche et on voit percer les deux premières grosses molaires (inférieures droite et gauche), la
gencive est très tuméfiée ; au toucher, l'enfant se plaint
d'une douleur assez vive.

Le malade accuse de la température matin et soir pendant 4 jours d'une façon rémittente. Pas d'autres symptômes à signaler. Le cinquième jour, chute de la température qui s'est maintenue ; l'enfant demande à manger,
revient à son état normal.

Le diagnostic de fièvre de dentition est franchement
affirmé : en effet, les autres organes, interrogés à tour
de rôle, ne fournissent aucun renseignement pouvant
faire attribuer la fièvre à d'autre chose que l'évolution
dentaire.

Enfin, et c'est un point qui nous intéresse particulièrement, on peut observer dáns la fièvre de dentition un
type intermittent, se distinguant du précédent en ce que
chaque accès est suivi d'une phase d'apyrexie complète
ou à peu près. Cette variété est assez rare et diffère presque toujours de la fièvre paludéenne en ce que les accès
surviennent sans ordre, à des moments de la journée très
variables ; la fièvre n'est pas réglée. Le diagnostic pourra,
dans certains cas, demeurer hésitant, surtout si l'on se
rappelle que l'accès palustre est moins typique chez l'enfant que chez l'adulte, que le frisson manque souvent et
peut être remplacé par des convulsions, des vomissements.
Nous avons trouvé dans le service de M. le professeur
Baumel un cas de fièvre de dentition à type intermittent
que nous publions ici :

Observation VI

(*In* thèse du docteur Bottone)

Fièvre de dentition, type à forme intermittente sans périodicité

S... (Dieudonné), 6 ans et demi.

Un matin, à son réveil, se plaint de céphalalgie, a des nausées suivies de vomissements ; a eu dans la nuit une épistaxis légère. On prend sa température à 8 heures du matin, qui atteint 38°, le pouls 128 pulsations à la minute.

L'état s'aggrave, l'enfant délire, la température augmente ; vers midi le calme revient.

A 3 heures de l'après-midi, la respiration s'accélère, la face est congestionnée, le pouls extrêmement rapide ; le corps est secoué par des quintes de toux ; puis légère accalmie jusqu'à 8 heures du soir. A ce moment, l'enfant est de nouveau très agité, mais cette période, d'une extrême violence, dure à peine deux ou trois minutes, puis brusquement, l'enfant tombe dans l'assoupissement et finit par s'endormir.

Le lendemain, hypothermie ; toute la journée ainsi que les jours suivants, la température n'est plus revenue, l'état du malade est très satisfaisant ; il cherche à s'amuser et demande à manger.

A signaler pendant trois jours quelques selles diarrhéiques, mais qui ne persistent point.

Le malade est en évolution dentaire ; à l'inspection de la cavité buccale, on note l'apparition de la première incisive inférieure droite.

Rien à l'auscultation ; d'ailleurs, aucun organe, d'après les investigations, ne doit être incriminé dans l'apparition de cette fièvre qui, sûrement, est sous l'influence de l'évolution dentaire très évidente chez ce malade.

Le *paludisme*, dont la symptomalogie chez l'adulte est déjà si protéiforme, présente chez l'enfant une allure clinique plus variable encore ; aussi, nous paraît-il indispensable d'en rappeler les principaux traits.

La forme ordinaire diffère de ce qu'on observe chez l'adulte, surtout quand le petit malade n'a pas dépassé l'âge de 2 ans. Le stade de froid est très subit mais très passager ; il ne dure souvent que quelques secondes ou une minute et se traduit rarement par le frisson solennel de l'adulte. Il est quelquefois remplacé par des convulsions qui peuvent être localisées ou généralisées et qui déjà pourront contribuer à égarer le diagnostic. Même s'il n'y a pas de convulsions, l'enfant est pâle, le visage et les mains peuvent être cyanosés et donnent au toucher une sensation de froideur extrême. Enfin, et c'est là un fait important sur lequel M. le professeur Baumel insiste particulièrement, des vomissements peuvent se montrer qui persisteront pendant toute la durée de l'accès et même après. Cette phase de début est, nous l'avons dit, de très courte durée, aussi peut-elle passer inaperçue, surtout si elle se produit pendant la nuit. On ne constate alors que le stade de chaleur. Celui-ci dure de 2 à 4 heures en moyenne, mais on l'a vu se prolonger 6, 8 et même 10 heures.

L'enfant est chaud et un peu moite, il s'agite, pleure ; la langue est sale, les vomissements continuent et s'accompagnent souvent de diarrhée. Enfin, arrive une détente, une amélioration sensible qui marque le stade de sueur : c'est surtout à la tête, au cou et aux extrémités que la transpiration est abondante. L'accès est terminé, mais le malade ne se remet pas immédiatement de sa crise ; il reste hargneux, abattu, son sommeil est agité et les troubles digestifs persistent souvent ; ils peuvent même prendre assez d'importance pour que Filatoff ait décrit une forme intestinale de la malaria.

Les accès peuvent se reproduire tous les jours, ou même deux fois par jour, soit dans la journée, soit la nuit.

Au-dessus de deux ans les manifestations paludéennes se rapprochent beaucoup plus de ce que l'on observe chez l'adulte. Les trois stades s'y dessinent avec plus de netteté.

Cependant, là encore nous rencontrons plus souvent que chez l'adulte les vomissements, la cyanose de la face et des extrémités ; de plus, les paroxysmes sont plus irréguliers et quelquefois incomplets, avortés. Le type qui peut être quotidien comme dans le très jeune âge, peut être tierce ou double tierce.

Quel que soit l'âge de l'enfant, il est une manifestation plus précoce et plus marquée que chez l'adulte, c'est l'hypertrophie de la rate. Quand il est en état de se plaindre, le petit malade accuse des douleurs de ventre lourdes et pénibles, et à l'exploration physique on se rend compte que l'hypochondre gauche est occupé par une tumeur qui empiète plus ou moins largement sur l'abdomen. Cette splénomégalie s'accompagne d'ailleurs d'une hépatomégalie qui peut aussi être douloureuse pour son compte. Dans les formes graves, les accès tendent à se rapprocher, de façon à prendre le type subcontinu ou rémittent. L'enfant demeure triste, maussade et son teint s'altère rapidement. En peu de jours sa face prend un aspect terreux du plus fâcheux augure. C'est alors surtout que le foie et la rate augmentent de volume, que les symptômes digestifs prennent de l'importance et qu'il est important d'instituer un traitement énergique par la quinine. A un degré plus avancé on arrive aux formes pernicieuses où la fièvre ne cède plus et reste subcontinue, où le système cardio-pulmonaire s'affaiblit de plus en plus, où le système nerveux réagit par des convulsions quand il ne marque pas son épuisement en laissant s'installer le coma. Quand ces formes n'entraînent pas la mort rapide, elles favorisent et précipitent l'apparition de la cachexie palustre. L'amaigrissement devient extrême, la peau est sèche, les muqueuses pâles, la face terreuse et ridée ; des œdèmes et des hémorragies peuvent apparaître et le petit malade est emporté bientôt par des complications intestinales, pulmonaires et nerveuses.

A côté de ces formes où le paludisme se traduit par des accès fébriles, il est, chez l'enfant comme chez l'adulte, des formes larvées qui pourront singulièrement accroître les difficultés du diagnostic C'est ainsi que l'hématozoaire de Laveran pourra manifester sa présence par des névralgies dont la plus fréquente est celle qui intéresse le trijumeau. On prévoit combien il pourra être difficile d'en déterminer la cause s'il se trouve que l'enfant soit en ce moment en évolution dentaire.

De même ont été observés à titre de paludisme larvé des troubles gastro intestinaux, de la dysurie, des accès d'éternuements, des paralysies des cordes vocales, de l'otite, de l'amaurose.

Enfin, nous devons indiquer une particularité qu'a bien mise en lumière M. le professeur Baumel et qui est fréquente chez l'enfant, surtout au-dessous de deux ans, c'est l'oalgidité. Souvent, en effet, ce qui domine le tableau clinique de l'accès paludéen à cet âge, c'est la période de froid qui apparaît périodiquement sans être suivie de

chaleur et de sueur, mais qui s'accompagne ordinairement de vomissements.

On voit par ce résumé combien peuvent être variées les
manifestations du paludisme chez l'enfant, même dans
les formes ordinaires ; la courbe, dont l'inspection chez
l'adulte entraîne d'ordinaire le diagnostic, sera ici moins
schématique, mais les difficultés pourront être encore
accrues dans les cas où interviendront à la fois le paludisme et la fièvre de dentition. Ce sont ces cas que nous
allons envisager maintenant.

Quelles sont les relations que le paludisme peut avoir
avec la fièvre de dentition?

1° Il peut y avoir de simples rapports de coïncidence.
Nul antagonisme, en effet, ne s'oppose à ce qu'un enfant
qui fait ses dents réalise en même temps du paludisme
ou inversement. Les deux affections retentiront l'une sur
l'autre et l'état général sera aggravé d'autant. Quant à la
courbe, elle sera faite de deux éléments, qu'un examen
attentif et judicieux pourra seul dissocier.

2° Mais il peut y avoir aussi des rapports de cause à
effet.

Nous ne voulons pas dire que l'évolution dentaire soit
une cause nécessaire et suffisante de fièvre intermittente,
mais elle pourra être une cause occasionnelle. Les cas
qui le démontrent ne sont pas rares et nous en rapportons plusieurs dans ce travail. Ce sont des enfants qui
manifestent leur paludisme seulement quelques mois
après leur séjour en un pays maremmatique, c'est à dire
après la pénétration microbienne. Trousseau, dans ses
cliniques (article Fièvres palustres), cite le fait d'un
enfant qu'il eut, dans le service, pour paludisme six mois
après son retour de Bourgogne, où il avait été élevé et où
il avait pris le germe de sa maladie.

M. le professeur Baumel nous a communiqué des cas tout à fait superposables. Dans notre observation première par exemple (F... Berthe), l'enfant avait quitté la Camargue depuis huit mois et jamais n'avait eu de manifestations paludéennes. Mais surviennent les quatre premières grosses molaires, et il n'en faut pas davantage pour déterminer un état fébrile qui est dû à l'hématozoaire de Laveran, de par l'aspect de la courbe et de par l'efficacité de la quinine.

L'enfant, en effet, se trouve en imminence morbide depuis le moment où il a habité le pays marécageux, et la maladie n'attend qu'une occasion pour se manifester : quoi d'étonnant à ce que la dentition vienne servir de prétexte au brusque déchaînement des accidents !

Nous verrons un peu plus tard quelle en peut être la pathogénie, mais il nous paraît dès maintenant que le fait en lui-même ne peut être nié et reste d'ailleurs bien en rapport avec les lois générales de la pathologie. Nous savons, d'autre part, que l'hématozoaire de Laveran, quand il envahit l'enfant, prend possession de son terrain avec une grande ténacité ; l'imprégnation microbienne et toxique est profonde ; les récidives sont faciles et se montrent sous les influences les plus légères ou même sans cause apparente : l'éruption d'une dent, pour peu qu'elle soit laborieuse, suffira parfaitement à provoquer un nouveau retour offensif. N'a-t-on pas vu des récidives de paludisme survenir à l'occasion d'un traumatisme ou même de refroidissements légers ? Les observations que nous allons citer et qui sont publiées dans la thèse de Mlle Maïzel, nous paraissent concluantes à cet égard.

OBSERVATION VI

(Combe *in* Baumel, page 1 113)

Le 3 octobre, entre à l'hôpital C. Henri, âgé de 10 ans. Pas d'antécédents personnels. Antécédents héréditaires, nuls du côté de la mère, inconnus pour le père.

L'enfant a la pelade.

Il venait de vendanger en Camargue, où il fut pris de fièvre et de maux de ventre. Il tousse et il est constipé.

A l'auscultation, on trouve à gauche (tiers inférieur du poumon) un noyau de broncho-pneumonie pour lequel on ordonne :

> Benzoate de soude. . . . . . 0 gr. 80
> Looch blanc . . . . . . 120 » 00

Pour l'antisepsie des voies digestives et pour administrer un laxatif, on formule la potion :

> Salicylate de magnésie. . . . 0 gr. 50
> Benzonaphtol . . . . 1 » 00
> Julep. . . . . 120 » 00

On remonte l'état général par sirop de quinquina, 40 grammes.

La fièvre, nulle le jour de l'entrée à l'hôpital, atteint le 4 octobre au matin, 38°5. Rien de particulier jusqu'au 9 octobre où l'enfant fait brusquement 39°5. Il est en hyperthermie jusqu'au 12, où se produit une chute rapide :

36°5. Du côté du poumon, il présente une légère induration.

La fièvre reprend dès le 12 au soir, pour offrir une série d'oscillations sans caractéristique nette.

L'évolution dentaire est manifeste ; l'enfant met ses premières grosses molaires inférieures.

Jusqu'au 24, l'enfant est en hyperthermie légère. Le soir du 24, il fait une poussée fébrile très nette (39 5) avec chute brusque à 37 5. Le lendemain, pas de poussée nouvelle, bien que la température se maintienne aux environs de 38°. Le surlendemain, qui est le 26, nouvelle poussée fébrile (39·9) et chute brusque à 37°.

On donne le gaïacol (0.15 pour un cachet n° 2) au cas où cette fièvre d'exacerbations vespérales serait d'origine bacillaire.

D'ailleurs, il persiste un peu d'induration à gauche et un peu d'expiration prolongée au 1/3 moyen droit.

Mais la marche de la courbe thermique impose, dès les jours suivants, un diagnostic, bien que, hâtons-nous de le dire, les ascensions et les chutes ne présentent pas des écarts nets, notés dans le paludisme.

A la première chute de température le 25 octobre, correspond la chute de la petite molaire inférieure droite.

Devant cette intermittence de la fièvre, qui semble affecter le type tierce, on administre de la quinine le 29 octobre

Sulfate de quinine . . .	0 gr.	50
Eau	40	»
Sirop simple.	20	»
Acide tartrique	9	»

Cette médication est continuée jusqu'au 9 novembre. La fièvre tombe jusqu'au 6, où se produit une légère élévation (37°4 le soir). Le lendemain, pendant trois jours de suite, l'enfant reprend la quinine. La fièvre du soir, pendant ces trois jours, passe de 37°8 à 37°7 et 37°1.

OBSERVATION VIII

(*In* Baumel, page 112)

Bat... Aimé (2 ans), n'a jamais été malade ; son père est bien portant ; sa mère est en ce moment à l'hôpital, soignée pour une fièvre typhoïde, et l'enfant était confié à ses grands parents habitant Frontignan.

Entre à l'hôpital le 18 octobre, car, depuis huit jours, l'enfant souffre du ventre et a de la diarrhée verte, fétide.

La langue est sale, l'haleine mauvaise, les gencives sont rouges et douloureuses. En même temps, l'auscultation révèle, à droite, un noyau de broncho-pneumonie.

La fièvre s'élève à 38°8 le matin et 37° le soir. On prescrit le régime lacté. Contre la stomatite on ordonne :

Eau de chaux . . . . ⎫
Laitue . . . . . . ⎬ àâ 60 gr.

Teinture de musc. . . . 6 gouttes.
Sirop simple . . . . . 30 gr.

avec un collutoire ainsi composé :

Borate de soude . . . ⎫
Miel rosat . . . . . ⎬ àâ 10 gr.

Contre les phénomènes pulmonaires :

Benzoate de soude . . . 0 gr. 50
Salicylate de Bi . . . . 0 gr. 30
Looch blanc 120

Le 20, on constate que l'enfant met des dents (les canines supérieures, puis le 22 une canine inférieure).

La courbe thermique, depuis l'entrée dans le service jusqu'à la fin du mois, fut des plus irrégulières.

Jamais d'accès fébriles francs suivis de chutes brusques, jamais d'hyperthermie exagérée, inquiétante, mais jamais non plus de température normale.

Et cependant, sous l'influence du traitement, la respiration redevient normale à droite, la diarrhée perd son odeur fétide et sa couleur verte, les selles reprennent leur coloration jaune.

L'évolution dentaire continue à se faire.

Mais, devant l'absence de ces paratonnerres si caractéristiques, devant l'amendement général des phénomènes intestinaux et respiratoires et devant cette fièvre persistante. on était en droit de songer qu'un nouvel élément se surajoutait·à ce tableau morbide. Comme l'enfant venait de Frontignan, pays palustre, on devait songer à la fièvre intermittente. D'autant plus que les 1er, 2 et 3 novembre la courbe thermique, marquée par trois pointes assez nettes, pouvait indiquer trois accès palustres survenant le soir.

L'enfant est soumise au traitement spécifique. Les 3, 4, 5 novembre, elle prend en potion 0 gr. 30 de quinine.

Du 6 au 10, la médication est interrompue. La fièvre d'ailleurs semble céder le 10, le 11 et le 12, la quinine est reprise ; il est probable que la chute de la température sera définitive.

Ce qui frappe, au premier examen des courbes qui se rapportent à ces deux malades, c'est leur complexité et les difficultés que l'on éprouve à en dissocier les éléments. Chez le premier de ces deux petits malades on voit que, à

plusieurs reprises, la fièvre devient à type tierce intermittente, bien que cependant il n'y avait pas d'apyrexie
complète entre les crises ; ce type intermittent est donc
transformé en rémittent. De plus, la quinine n'a pas l'action décisive qu'on lui voit d'ordinaire dans le paludisme,
elle ne fait pas tomber la fièvre définitivement. Il y a
donc ici plus que du paludisme, mais il y a aussi plus que
de la fièvre de dentition, car jamais nous ne voyons de
ces ascensions brusques en paratonnerre, ou de ces fièvres rémittentes, qui pendant plusieurs jours s'inscrivent
par des oscillations assez régulières. Et si, de plus, nous
remarquons qu'à chaque période de fièvre intermittente
correspond une phase de l'évolution dentaire (apparition
de dent permanente ou chute de dent de lait), il nous
paraîtra logique de déduire que nous sommes en présence
d'accidents paludéens mis en branle par une fièvre de
dentition.

Mais les difficultés s'accroîtront encore si un troisième
élément, broncho-pulmonaire par exemple, s'ajoute aux
deux précédents comme chez le malade de l'observation
VIII. La fièvre de dentition interviendra d'abord pour
retarder la défervescence quand sera guérie l'affection
respiratoire, et ensuite pour empêcher l'apyrexie lorsque
semble se manifester nettement la fièvre paludéenne.

Il nous paraît inutile d'insister davantage pour montrer,
après M. le professeur Baumel, quels rapports intimes
peuvent avoir entre elles la fièvre de dentition et la fièvre
paludéenne, et combien la sagacité du clinicien devra
s'exercer à dissocier les éléments d'aggravation que chacune d'elles apporte dans un même état morbide.

CHAPITRE IV

EVOLUTION

Il nous semblerait oiseux de retracer ici l'évolution de la fièvre de dentition et celle du paludisme chez l'enfant. Nous rappellerons simplement l'aggravation qui résulte pour chacune d'elles de sa coexistence avec l'autre. Cela est d'autant plus important pour la malaria que cette affection a déjà chez l'enfant une particulière tendance aux récidives. L'organisme à cet âge se laisse très fortement imprégner, les retours seront souvent très rapprochés et cela malgré la médication quinique. L'on conçoit aisément que l'apparition des accès sera encore facilitée s'il existe une circonstance étiologique telle que l'évolution dentaire pour servir de cause occasionnelle. Aussi les petits malades qui auront été touchés une fois par le paludisme, seront-ils exposés à des récidives tant que ne sera pas terminée l'évolution dentaire.

De plus, chaque accès en lui-même pourra être plus grave. En effet, la chute de température ne sera pas complète entre chaque accès, et de plus, les troubles digestifs qui sont si fréquents dans la fièvre de dentition, soit par mastication insuffisante, soit à titre de complication gastro-intestinale, seront encore un facteur d'aggravation dont il faudra tenir compte.

CHAPITRE V

PATHOGÉNIE

Il est nécessaire de voir comment peut s'expliquer l'apparition de la fièvre de dentition, afin de mieux comprendre comment elle retentit sur l'infection paludéenne.

On a fait plusieurs hypothèses pour essayer de montrer la genèse de mouvement fébrile observé au moment de l'éruption des dents.

Nous pouvons les ramener à deux : 1° la théorie de l'action réflexe ; 2° la théorie de l'infection.

1° Dans la théorie de l'action réflexe, on décrit évidemment une voie afférente, un centre et une voie efférente

La voie afférente ou centripète, qui conduit l'impression périphérique par laquelle sera excité le centre, est ici le trijumeau. Il nous paraît à peine utile de rappeler que les fibres sensitives du trijumeau qui prennent naissance dans la gencive, la dent, le périoste et l'os maxillaire, vont au ganglion de Gasser. Le tronc qui en part se dirige vers la face antérieure de la protubérance, où elle pénètre, se porte en arrière et en dedans, et dans la région de la calotte se divise en trois branches : la racine descendante la plus volumineuse, longue de 3 à 4 centimètres s'étend jusqu'à la jonction de la moelle et du bulbe et, chemin faisant, abandonne des fibres qui vont se perdre dans la colonne gélatineuse, leur noyau terminal ; la racine moyenne, beaucoup plus courte, dont les fibres aboutissent au noyau moyen ; et la racine ascendante qui aboutit finalement au *locus cœruleus* du même côté ou à celui du côté opposé.

Si nous rappelons ces données anatomiques, c'est pour montrer quelle longueur occupent dans le mésocéphale les centres où aboutissent les fibres du trijumeau, et pour faire prévoir combien pourra être étendue leur zone d'influence. Il ne faudra donc pas s'étonner si une cause d'irritation aussi importante que l'évolution dentaire dans un organisme où le système nerveux n'a pas encore son rôle de régulateur. mais présente au contraire une remarquable susceptibilité, si une cause si importante, disons-nous, peut retentir sur les divers centres de la vie végétative échelonnés dans la protubérance et le bulbe. Nous n'avons pas à nous attarder ici sur les différentes manifestations morbides qui témoignent de cette action. Nous rappellerons cependant que des troubles de la trophicité se manifestent sous forme de dermatose dont la plus importante est l'eczéma, et en particulier l'eczéma de la nuque lié à l'évolution de la dentition de 7 ans (thèse de Luigi, Montpellier 1901) ; le centre convulsif de Nothuagel pourra aussi être excité et donne lieu quelquefois à la chorée ou à l'épilepsie, ainsi que l'observe M. le professeur Baumel (thèse de Ginsbulg 1900 Montpellier) et très souvent aux convulsions. On sait d'ailleurs que les enfants réagissent facilement par des convulsions aux excitations les plus diverses, et que les vers intestinaux, les calculs urinaires, le début des fièvres éruptives, la constipation, les indigestions banales peuvent également provoquer ce symptôme. Il ne faudra donc pas s'étonner si la fièvre de dentition s'en accompagne souvent et si le frisson du début de l'accès paludéen est quelquefois remplacé par des phénomènes convulsifs. Les troubles vaso-moteurs sont plus fréquents encore ; tous les auteurs ont insisté sur les alternatives de paleur et de rougeur qui se voient à la face et sur d'autres régions du corps ; là encore se manifeste un réflexe dont le centre (au moins le plus important) est dans le bulbe. Mais de toutes ces manifestations réflexes, celle qui nous intéresse le plus est la fièvre. Peut-on l'expliquer par un effet vaso-dilatateur ? On l'a dit, mais cette opinion ne tend pas à prévaloir ; la vaso-dilatation, en effet, dans les points où elle existe, serait plutôt, comme l'hyperthermie, une conséquence des phénomènes qui se produisent au niveau du bulbe. Il est plus probable que l'action réflexe centripète porte sur des centres qui sont directement thermogènes. Il est hors de doute, en effet, que l'encéphale renferme des centres dont l'excitation ou l'inhibition peuvent amener une élévation de température. Le point de départ des recherches qui ont été faites dans ce sens, semble être l'observation de Brodie (1837).

Un homme dont la moelle cervicale avait été écrasée eut une paralysie complète du tronc et des membres et mourut après avoir présenté une température de 43°9. On a vu depuis que les lésions cérébrales (traumatisme, tumeurs, paralysie générale, tabes) peuvent provoquer des températures plus hautes, qu'on ne les observe jamais dans les infections les plus graves. Personne n'ignore que l'hémorragie cérébrale s'accompagne de fièvre d'autant plus élevée et d'autant plus progressive que le cas est plus grave. Enfin, le tétanos et l'état de mal épileptique peuvent provoquer les hyperthermies les plus remarquables. Les expériences n'ont pas manqué pour tâcher d'expliquer ces faits et de préciser le siège des centres. Malheureusement, elles ont été jusqu'à ce jour décevantes et contradictoires. Tscheschichin sépare le bulbe de la protubérance, Brük et Gunther piquent cette région et ils obtiennent tous une hyperthermie généralisée. Ils croient pouvoir conclure que le cerveau modère les combustions, tandis que le bulbe·les exagère. Malheureusement Schreiber, Wood, Richet arrivent à des résultats opposés.

La région sylvienne, la région cruciale, la couche optique, le noyau caudé, le trigone, le corps calleux, sont tour à tour considérés comme des centres hyperthermisants, opinions qui, d'ailleurs, sont tantôt affirmées par Aronshon, tantôt niées par Masso. Nous ne pouvons rapporter ici les travaux encore récents que cette étude a inspirés ; qu'il nous suffise de dire que la localisation des fonctions thermogènes est loin d'être encore connue.

Peut-être faut-il simplement voir dans cette fièvre le résultat d'une accélération de la nutrition intime des tissus qui est la véritable source de la chaleur animale, ainsi que l'a démontré Lavoisier. C'est ainsi que Bouchard explique l'apparition de la fièvre par le travail cérébral chez un convalescent.

On voit combien, dans l'état actuel de la science, il est difficile de déterminer exactement les voies du réflexe qui nous intéresse. Mais ne pourrait-on pas classer la fièvre de dentition à côté de ces manifestations que l'on désigne sous le nom de fièvres nerveuses? Le nom ne préjuge rien du mécanisme intime encore inconnu, mais catégorise une série de faits qui sont hors de doute.

On voit, en effet, que chez tout individu affaibli, la moindre excitation suffit pour élever la température. Une lecture, une conversation prolongée, un effort insignifiant, une émotion, peuvent, chez un malade ou un convalescent, amener une augmentation de température de un ou plusieurs degrés et tous les médecins d'hôpitaux connaissent bien cette fièvre dominicale dues aux visites ou simplement au bruit qui se fait dans la salle le dimanche. Tout aussi singulière est la fièvre hystérique, qui peut durer des semaines et des mois, s'élever jusqu'à 41° avec conservation parfaite, d'ailleurs, de l'état général, ou avec coïncidence de symptômes qui simulent une affection viscérale grave.

Les enfants peuvent, à ce point de vue, être rapprochés des convalescents; ce sont aussi des organismes faibles, ne demandant qu'un prétexte pour réaliser des températures qui sont très souvent en disproportion avec les manifestations viscérales qu'elles accompagnent.

Quand les enfants se débattent pour prendre un bain froid, la température peut monter dans le bain, malgré la déperdition du calorique. Chez un enfant qui refusait de se laisser prendre la température rectale, M. Le Noir a vu le thermomètre monter à 39° et retomber à 37°, dès que l'enfant fut plus tranquille.

Il se produit là une espèce de choc nerveux hyperthermisant un peu analogue au choc que l'on observe surtout dans les grands traumatismes et qui fait le plus souvent de l'hypothermie. Un mécanisme analogue peut être invoqué, nous semble-t il, quand l'organisme encore fragile de l'enfant ressent une douleur vive comme doit l'être celle que provoque la percée d'une incisive ou d'une canine. Alors se produit cette ascension brusque qui est la fièvre en paratonnerre. Ce type de fièvre dentaire nous paraît donc plus particulièrement explicable par un effet réflexe.

. II. - L'infection peut aussi être invoquée pour rendre compte de la fièvre de dentition et ici encore nous avons plusieurs hypothèses pour expliquer le rôle de l'élément microbien. On sait avec quelle facilité s'allument les stomatites quand se fait l'évolution d'un groupe dentaire ; qu'il s'agisse de stomatites érythémateuses simples ou de muguet, il n'en faut pas plus pour favoriser la pullulation et l'augmentation de virulence des microbes si nombreux qui habitent normalement dans la cavité buccale. De plus la continuité des muqueuses fait prévoir que l'inflammation pourra se propager sur une étendue plus ou moins grande du tractus digestif, et se traduire par des symptômes que l'on connaît bien, vomissements, diarrhée, etc. Ceci se résume donc en une exaltation de virulence de la flore du tube digestif, et en un envahissement de l'économie par les toxines qu'elle sécrète.

Mais l'évolution dentaire est aussi susceptible d'ouvrir des portes d'entrée à la pénétration microbienne ; les aphtes, les stomatites ulcéreuses, les ulcérations qui se voient aux points où se fait l'éruption des molaires, seront tout autant de points par où les microbes ou leurs produits de sécrétion pourront envahir l'organisme et provoquer une hyperthermie plus ou moins considérable. Ainsi seront réalisés par le mécanisme de l'infection ces fièvres rémittentes ou intermittentes qui accompagnent surtout la sortie des molaires. Quelle que soit la genèse de la fièvre de dentition, et chacune des explications précédentes peut être invoquée suivant le cas, elle viendra affaiblir l'enfant et faciliter l'apparition d'états morbides, qui sans elle auraient pu ne pas se manifester. Le paludisme est de ces états le seul qui nous intéresse. En effet, il présente cette particularité qui nous le rend plus intéressant, qu'il

peut rester silencieux pendant de très longues périodes
pour reparaître à l'occasion de la moindre déchéance
organique; tout est prétexte à récidive dans cette maladie,
et les enfants, en particulier, semblent pouvoir vivre im-
punément en pays maremmatique, et cependant l'imprégnation se fait, ainsi qu'on s'en rendra malheureusement
compte, quelques semaines et quelques mois après. Il n'est
pas jusqu'aux fœtus qui ne se laissent pénétrer par une sorte
de diathèse paludéenne, ainsi que l'a observé Trousseau
(Clinique médicale, thèse III, article fièvres palustres).
Il n'est donc plus besoin d'une longue démonstration pour
comprendre que la fièvre de dentition, avec les troubles
digestifs qu'elle entraîne souvent, sera une cause occasionnelle plus que suffisante pour déterminer l'apparition
des manifestations paludéennes. Elle marquera d'ailleurs
sa présence en imprimant à la courbe cet aspect un peu
spécial sur lequel nous avons insisté à propos des symptômes. Peut-être la genèse de ces accès intermittents de
nature paludéenne, survenant sous l'influence d'une évolution dentaire difficile, paraîtra-t-elle moins confuse si l'on
songe que l'hématozoaire de Laveran se rencontre en abon-
dance dans les vaisseaux des centres cérébro-spinaux,
ainsi qu'en témoignent des recherches relativement récen-
tes. L'on peut même constater de véritables obstructions
capillaires dues à ce parasite chez des sujets qui ont suc-
combé à des accès pernicieux à forme délirante ou coma-
teuse.

D'autre part, Laveran pense que l'accès prend de préférence le type rémittent ou quotidien chez les indivividus
dont le système nerveux réagit fortement, et c'est le cas
chez l'enfant (Laveran. Article « Paludéen, » in *Traité de
Médecine* de Brouardel Gilbert et Girode). Ne peut-on

pas concilier toutes ces données et dire que la fièvre de dentition, en excitant déjà les divers centres nerveux, les rend plus susceptibles de réagir sous l'influence des hématozoaires qui se trouvent dans ces centres mêmes ; alors apparaît la fièvre paludéenne qui, chez l'enfant encore jeune, affecte d'ordinaire le type continu ou quotidien.

CHAPITRE VI

DIAGNOSTIC

Rappelons d'abord comment on peut arriver à dépister la fièvre de dentition ou la fièvre paludéenne. dans le cas où chacune d'elle existe seule.

1° Fièvre de dentition. — Ce diagnostic sera dans beaucoup de cas relativement facile, mais encore faut-il y penser, et ne faut-il pas trop se reposer sur ce principe optimiste et erroné, que l'évolution dentaire, étant un phénomène physiologique, ne saurait en aucun cas apporter des troubles dans l'organisme et compromettre la santé de l'enfant. Nous voilà donc en présence d'un petit malade qui devient inquiet, perd l'appétit, puis réalise brusquement une hyperthermie qui pourra disparaître très vite ou bien se continuer par une courbe à aspect intermittent ou rémittent. Il faudra évidemment pratiquer un examen méthodique, et si l'exploration de tous les appareils est restée négative, il faudra reporter son attention sur la cavité buccale. On comptera les dents et on portera une attention spéciale sur les groupes dont l'évolution correspond à l'âge de l'enfant. La fièvre dentaire pourra donc être affirmée lorsque la percée d'une dent coexistera avec une poussée de température dont nulle autre affection ne pourra être rendue responsable. Les maladies auxquelles on peut songer en présence d'une poussée fébrile chez un enfant sont nombreuses, mais nous ne nous y arrêterons guère. D'abord toutes les fièvres éruptives s'annoncent au début par une ascension thermique qui peut être forte et brusque. Mais l'exanthème ne permettra guère d'hésiter plus d'un jour ou deux. La typhoïde, dans les premiers jours où le séro-diagnostic ne donne encore aucun résultat, se caractérisera pourtant par la progression ascendante de sa courbe.

Les maladies de l'appareil respiratoire seront décelées par les signes physiques qui ne tardent guère à apparaître. Un symptôme qui pourra embarrasser au début, c'est l'apparition des convulsions, qui, nous l'avons dit, peuvent traduire des affections aussi différentes que le sont les vers intestinaux, les calculs urinaires, les pyrexies de toute nature. Aussi faudra-t-il quelquefois attendre qu'elles s'amendent pour leur attribuer leur véritable signification.

On le voit, c'est surtout par exclusion, et après un examen soigné des gencives que l'on arrivera au diagnostic de fièvre de dentition.

Le diagnostic de la malaria pourra présenter plus de difficultés encore. Nous avons vu que chez l'enfant, en effet, les accès sont rarement typiques.

Le stade de froid peut passer inaperçu, à moins, au contraire, qu'elle ne domine le tableau et ne donne lieu à la forme algide ; d'autres fois, elle est remplacée par des convulsions avec phénomènes gastro-intestinaux qui sont choses trop banales à cet âge pour qu'on puisse les regarder comme des éléments de diagnostic.

Pourtant les commémoratifs pourront mettre sur la voie : il s'agira d'un enfant qui a déjà présenté d'autres manifestations paludéennes ou qui, tout au moins, a séjourné dans un pays maremmatique. La saison où apparaît la maladie sera, jusqu'à un certain point, un signe de présomption ; la fièvre rémittente paraissant plus fréquente en été, tandis que les formes nettement intermittentes se montrent de préférence en hiver. La brusquerie d'apparition des symptômes, soit le jour, soit la nuit, serait aussi en faveur du paludisme. Mais un signe d'une plus grande valeur sera l'augmentation du volume de la rate et du foie qui manquent bien rarement, pour peu que le paludisme soit ancien de quelques semaines. L'examen du sang tranchera définitivement la question, dans le cas où l'on pourrait appeler à son aide les ressources du laboratoire ; la recherche du parasite est aujourd'hui relativement facile ; toutefois, elle n'arrive pas toujours à des résultats positifs, même quand la nature paludéenne de l'affection ne peut être mise en doute. La couleur du sang est plus foncée, mais seulement dans les formes de mélanémie. Les hématies diminueraient de nombre, de même que les hématoblastes, au moins pendant la phase aiguë de l'accès. Mais nous insisterons peu sur toutes ces réactions, qui ne sont pas encore à la portée de tout praticien.

Mais le diagnostic sera plus laborieux encore quand on se trouvera en présence de cette forme sur laquelle a insisté M. le professeur Baumel : la forme algide. Rappelons-nous qu'il faudra toujours songer au paludisme chaque fois que, d'une façon périodique, on observe un refroidissement localisé aux extrémités, ou généralisé, coïncidant avec des vomissements.

Enfin, à la période cachectique, on pourra penser à plusieurs autres causes, au premier rang desquelles il faut placer la syphilis héréditaire, cette dernière maladie pouvant, comme le paludisme, faire sa première apparition à l'occasion d'une évolution dentaire. Mais dans la syphilis, l'interrogatoire de la mère et du père, le coryza chronique, les plaques muqueuses, les éruptions, seront d'ordinaire d'un précieux secours.

Dans l'athrepsie, la teinte est moins terreuse et les antécédents intestinaux ont été plus intenses.

Quelles sont les affections qui pourraient égarer le clinicien ? Toutes les maladies où la fièvre peut affecter une allure intermittente, et elles sont fréquentes chez l'enfant (tuberculose, affection intestinale, méningite, maladies infectieuses).

La tuberculose, notamment, qui chez le nourrisson n'a quelquefois pas de localisation bien nette, pourrait en imposer pour du paludisme, mais ses accès sont d'ordinaire vespéraux ou nocturnes et non matutinaux, comme c'est la règle dans le paludisme.

La méningite, dans les cas où elle fait des accès de fièvre notables, c'est-à-dire dans les cas où elle est aiguë, la gravité des phénomènes cérébraux qui se rencontrent rarement au début du paludisme.

La fièvre éphémère pourra donner le change pendant quelques jours, mais sa disparition complète coïncidant souvent avec l'apparition d'un herpès labial, indiqueront eu peu de jours la nature de l'affection.

Mais le pédiâtre même expérimenté pourra demeurer dans l'embarras, dans le cas, rare il est vrai, où le parasite de Laveran provoque des manifestations larvées, et notamment la névralgie du trijumeau, avec fièvre plus ou moins accentuée. S'il se fait en même temps une poussée dentaire, la recherche de la splénomégalie et les examens de laboratoire pourront seuls trancher la question.

Ce qui nous intéresse le plus dans toute cette étude,

c'est l'association du paludisme et de la fièvre de dentition. Les développements que nous venons de donner nous aideront à comprendre et à étudier les difficultés.

Deux cas peuvent se présenter où le clinicien aura à dissocier les deux éléments de la courbe et de l'état morbide :

1° Un enfant est manifestement en évolution dentaire, mais quelques-uns des symptômes observés font penser que du paludisme pourrait bien être surajouté. Les accidents de dentition étant bien mis hors de doute par l'examen des gencives, il faudra rechercher en même temps les manifestations du paludisme que nous avons indiquées plus haut. Le séjour en un pays infecté, l'augmentation de volume de la rate et du foie, l'intensité des troubles intestinaux, l'exploration par la quinine permettront d'admettre la coexistence des deux maladies.

Enfin si la courbe sur un fond de fièvre continue présente des exacerbations marquées et nettement intermittentes, c'est que le paludisme sera en jeu, mais ce dernier examen sera quelquefois d'interprétation délicate et exigera une grande expérience.

2° Un autre enfant a des accès de nature franchement paludéenne, en même temps que se fait l'évolution d'un groupe dentaire ?

Cette évolution intervient-elle dans l'état morbide ?

On pourra conclure à l'affirmative si les troubles digestifs sont plus accentués qu'on ne l'observe ordinairement dans l'évolution dentaire, si l'enfant est inquiet même en dehors des moments où la température est la plus élevée, si l'on observe les alternatives de rougeur et de pâleur si communes au moment de la percée des dents. Enfin, dans ce cas encore, la courbe montrera que la chute de température n'est complète, ni entre les accès fébriles, ni après les prises de quinine

Il me semble que ces derniers seront suffisants pour amener la certitude du diagnostic d'où dépendra l'efficacité du traitement que nous allons envisager maintenant.

CHAPITRE VII

TRAITEMENT

Il semble que nous pourrions nous dispenser de développer beaucoup ce chapitre, car la thérapeutique du paludisme coexistant avec l'évolution dentaire sera faite du traitement de ces deux maladies.

Mais encore faut-il que nous rappelions les grands traits de chacun de ces deux traitements ; en cela d'ailleurs nous n'aurons guère qu'à indiquer la pratique de M. le professeur Baumel. D'ailleurs la coexistence des deux maladies sera la source de quelques indications spéciales.

Voyons donc tout d'abord quelle thérapeutique l'on doit instituer contre la fièvre de dentition.

Il semblerait *a priori* que la première indication serait de combattre l'hyperthermie. Cependant il ne faut pas oublier que la fièvre n'est qu'une conséquence et qu'il est plus logique de s'attaquer à la cause qui, dans l'espèce, nous est relativement accessible. Aussi devrait-on se contenter, dans la majorité des cas, de pallier l'élévation de température en donnant des tisanes de riz ou d'orge suivant l'état de diarrhée ou de constipation. Ce bain interne facilitera l'excrétion rénale et le fonctionnement de la peau et débarrassera ainsi l'organisme des toxines qui pourraient s'y accumuler. L'indication principale restera donc de calmer les symptômes locaux et de favoriser la sortie de la dent.

Pour cela on usera d'applications astringentes (sirop de mûre) ou calmantes (collutoires à la cocaïne, au menthol); on donnera à l'enfant des hochets en os qui calmeront l'irritation gingivale et pourront par la pression qu'exerce l'enfant favoriser la sortie de la dent. On s'abstiendra de pratiquer les incisions que recommandaient les auteurs anciens ; elles ont le triple inconvénient d'ouvrir une porte à l'infection, de provoquer quelquefois des hémorragies très graves et de n'être d'aucune utilité dans quelques cas où la cicatrisation se fait par dessus la dent, qui n'en a que plus de difficultés pour faire son éruption ; tout au plus sera-t-il permis, ainsi que le conseille M. le professeur Baumel, de détruire avec l'ongle aseptisé la mince couche gingivale qui recouvre la dent quand elle est sur le point de paraître. Les stomatites exigeront des lave-bouche avec un antiseptique faible tel que l'eau boriquée, s'il s'agit du muguet, on prescrira un collutoire au borate de soude ; enfin les accidents gastro-intestinaux indiqueront un traitement où le régime aura la plus grande part.

On voit que la quinine n'a aucune part sur le traitement de la fièvre de dentition. Il n'en est pas de même si nous avons affaire à des accidents imputables à la malaria.

Dans la *fièvre paludéenne*, en effet, il faut, au moment où éclate l'accès, réchauffer l'enfant au moyen de linges chauds et de boissons chaudes aromatiques et stimulantes. Les vomissements, qui sont fréquents à cette période, seront calmés au moyen de potion au menthol, à la cocaïne, à l'eau chloroformée, etc. Pendant les autres stades, on se bornera à faire boire l'enfant. Mais la véritable intervention thérapeutique consistera dans l'administration de la quinine qui, chez l'enfant comme chez l'adulte, demeure le spécifique de la malaria.

Récemment ont été préconisés d'autres médicaments, tels que l'euquinine et l'aristochine, qui sont des dérivés de la quinine. L'euquinine, notamment, mérite d'être connu ; il a donné, dans le cas que nous rapportons à l'observation première, de bons résultats. Il a l'avantage d'être dépourvu de toute saveur amère, ce qui est important chez l'enfant, bien qu'on arrive à lui faire accepter la quinine, même par la voie buccale, si l'on se sert par exemple des préparations employées par M. le professeur Baumel. C'est donc la quinine que nous prendrons comme type du médicament anti-paludéen.

Et d'abord, les doses à prescrire varieront de 0,05 centigrammes à 1 gramme, suivant l'âge de l'enfant. Faisons remarquer en passant que la quinine est en général bien supportée par l'enfant.

Quel est, des sels de quinine, celui qu'on doit préférer ?

Beaucoup de médecins ont recours au chlorhydrate de quinine, qui renferme 1/4 de sulfate de quinine de plus que le sulfate et qui est beaucoup plus soluble. M. le professeur Baumel reste fidèle au sulfate qui, lorsqu'on sait le manier, peut être administré sous toutes les formes, même en solution.

Les formes sous lesquelles il donne le sulfate de quinine sont, pour l'enfant âgé de moins de 2 ans, le sirop de quinine que l'on peut formuler ainsi :

Sulfate de quinine. . . . . . . 0,10 à 0,30
Acide tartrique : q. s. p. dissoudre
Sirop simple . . . . 30 grammes

à prendre en 3 fois, à 1 heure ou une 1/2 heure d'intervalle.

Quand l'enfant est un peu plus grand, on peut lui donner des granules à 0,10 centigrammes qu'on lui recommande d'avaler sans les mâcher.

Enfin, à partir de l'âge de 7 ans, on peut prescrire des cachets à 0,20 ou 0,30 centigrammes.

Si une raison, telle que les vomissements, interdit la voie gastrique, on devra avoir recours aux lavements et aux suppositoires, à condition toutefois de ne pas oublier ce fait de physiologie expérimentale et d'observation clinique, que la muqueuse rectale est une surface très absorbante, et qu'il est exagéré, ainsi que le pense M. le professeur Baumel, de doubler la dose de quinine quand on l'administre par cette voie.

Les frictions à la quinine n'inspirent guère de confiance. Quant à la voie hypodermique, elle demeure la plus sûre, celle à laquelle il faudra recourir dans les cas graves. On diluera la quantité que l'on veut faire pénétrer dans une seringue de Pravaz, et l'on pourra employer des sels très solubles, tels que le bichlorhydrate ou le sulfovinate, bien que le sulfate puisse encore se dissoudre à la faveur de l'antipyrine. Une question importante est celle de savoir à quel moment on devra administrer la quinine. Tous les cliniciens ne sont pas absolument d'accord sur ce point. Toutefois, si l'on prend la moyenne de leurs opinions, qui d'ailleurs ne présentent pas d'énormes divergences, on est amené à cette conclusion, que la dernière prise doit être administrée environ six heures avant le moment probable où apparaîtra l'accès. En tous cas, cette façon d'agir a toujours donné d'excellents résultats à M. le professeur Baumel.

D'ordinaire, en effet, la fièvre est jugulée vers le troisième jour de la médication. Il ne faudrait pas croire cependant que l'on peut en rester là. Trousseau, en effet, avait observé que l'accès revenait chez l'adulte huit jours après la dernière élévation thermique. D'où la prescription d'ordonner une nouvelle prise de quinine huit jours après la dernière. Mais chez l'enfant, l'infection est plus forte et plus tenace ; aussi est il nécessaire, ainsi que le prescrit M. le professeur Baumel, de raccourcir les *semaines paroxystiques*, c'est-à-dire de redonner la quinine non plus au huitième jour, mais au cinquième et pendant trois jours, et cela à trois reprises différentes.

Tels sont les principes généraux qui devront présider au traitement de la malaria chez l'enfant.

Quelle sera la conduite à tenir quand cette maladie se rencontrera en même temps que l'évolution dentaire ? Il faudra évidemment s'inquiéter des deux états morbides et les traiter séparément. Après avoir institué le traitement local qu'impose la poussée dentaire, il faudra dans la courbe voir quel est l'élément fébrile qui est imputable au paludisme, et cet élément sera traité par la quinine, ainsi que nous venons de le dire. Dans ces cas toutefois, les motifs de déchéance organique seront multipliés ; aussi faudra-t-il s'inquiéter de l'état général, que l'on soutiendra avec les toniques habituels, quinquina, sels de chaux...

Mais la question de la prophylaxie mérite aussi de nous arrêter un instant. Elle devra être d'autant plus rigoureuse en ce qui concerne le paludisme que l'enfant est prédisposé à contracter cette maladie. Aussi faudra-t-il le plus possible s'abstenir de transporter les enfants nouveau-nés en des lieux où la malaria est endémique, en des pays où le sol a été défoncé par de grands travaux de terrassement. De plus, les lits devront être entourés d'un moustiquaire et placés de préférence aux étages supérieurs de la maison. On devra aussi éviter de sortir après le coucher du soleil, surtout au printemps et à l'automne, car dans les pays marécageux, les vents soufflent avec plus de violence à ce moment et apportent ainsi des chances de contamination. Toutes ces précautions sont d'autant plus appréciables que l'enfant sera en imminence d'éruption dentaire.

Enfin, si on a affaire à un enfant qui a déjà présenté du paludisme ou même qui simplement a habité un pays à malaria, il faudra, au moment de l'évolution dentaire, redoubler d'attention, faire usage du thermomètre pour dépister l'accès, fortifier l'enfant par une alimentation bien réglée, et pallier les accidents de dentition qui peuvent apparaître, et se tenir prêt à administrer la quinine dès que l'hématozoaire de Laveran manifeste sa présence par les symptômes que nous avons envisagés dans le cours de ce travail.

CONCLUSIONS

1° L'observation clinique ne permet pas de mettre en doute l'existence d'une fièvre de dentition, qui pourra être brusque et éphémère (paratonnerre), intermittente ou continue.

2° Il peut y avoir entre la fièvre de dentition et la fièvre paludéenne d'étroits rapports étiologiques : l'évolution dentaire, en effet, pourra servir de cause occasionnelle et provoquer des accès paludéens qui, sans elle, ne se seraient peut-être pas produits.

3° Le paludisme chez l'enfant présente quelquefois une allure clinique un peu spéciale. Le frisson initial peut manquer, être remplacé par des convulsions ou, au contraire, prendre une importance qui imprime à la maladie la forme algide.

4° L'évolution dentaire ne sera guère influencée par le paludisme, mais ce dernier pourra être aggravé et prolongé par l'évolution dentaire.

5° L'hématozoaire de Laveran ayant été découvert dans les capillaires du mésocéphale, on est en droit de penser que l'excitation réflexe d'origine dentaire suit le trijumeau et agit directement sur le bulbe ou la protubérance pour provoquer ou aggraver les manifestations de la malaria.

6° Quand on aura lieu de soupçonner que les deux éléments morbides interviennent à la fois dans un même état pathologique, on pourra affirmer que la fièvre dentaire joue un rôle quand la quinine reste sans action et que le paludisme est en jeu, quand on observe en même temps qu'une allure intermittente de la fièvre, de la splénomégalie et de l'hépatomégalie. L'examen du sang sera utile, bien qu'il ne permette pas d'éloigner l'idée du paludisme, même quand la recherche du parasite reste négative.

7° Il faudra traiter les deux affections à la fois, et observer surtout une prophylaxie rigoureuse vis à-vis du paludisme, car cette maladie présente chez l'enfant une particulière ténacité.

BIBLIOGRAPHIE

BAUMEL. — Leçons cliniques sur les maladies des enfants, 1893.
— De quelques accidents de dentition, Montpellier Médical, 1891.
BAUMEL et RÉFREGIS. — Des accidents de première et de seconde dentition, Montpellier Médical, 1894.
BAUMEL. — Précis des maladies des enfants, Paris, 1904.
BLACHEZ. — Art. Dentition, *in* Dictionnaire encyclopédique.
BOTTONE. — De la fièvre de dentition, th. Montpellier 1899.
BOUCHARD et ROGER. — Les réactions nerveuses *in* Traité de Pathologie générale de Bouchard, 1900.
BOUCHUT. — Traité des maladies des nouveau-nés, Paris, 1873.
COMBY. — Art. Hygiène de l'enfant, *in* Traité des maladies de l'enfance, 2° édition, 1904. Arch. générales de médecine, 1888
CONCETTI. — Art Malaria *in* Traité des maladies de l'enfance de Grancher et Comby, 1904.
FARHI. — Evolution de la première et seconde dentition, th. de Montpellier 1901.
FILATOFF. — Maladies de l'enfance
GOODHART. — Maladies de l'enfance.
GUERSANT. — Art. Dentition *in* Dictionnaire de Médecine, 1835.
GUINON. — Etude de la fièvre, *in* Traité de Pathologie de Bouchard, 1900.

LAVERAN. — Art Paludisme, *in* Traité de médecine de Brouardel, Gilbert et Girode.

MACITOT. — Comptes rendus, Académie de Médecine, 1892.

MAIZEL (Mlle) — La Malaria infantile, th. de Montpellier, 1903.

TROUSSEAU. — Art. Dentition et Fièvres palustres, *in* Clinique médicale de l'Hôtel-Dieu de Paris.

VOGEL. — Traité élémentaire des maladies de l'enfant, 1892

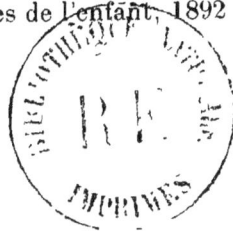

www.ingramcontent.com/pod-product-compliance
Lightning Source LLC
Chambersburg PA
CBHW070814210326
41520CB00011B/1950